ANA LUZ

e sua cabeça sonhadora

RENATA MARTINS

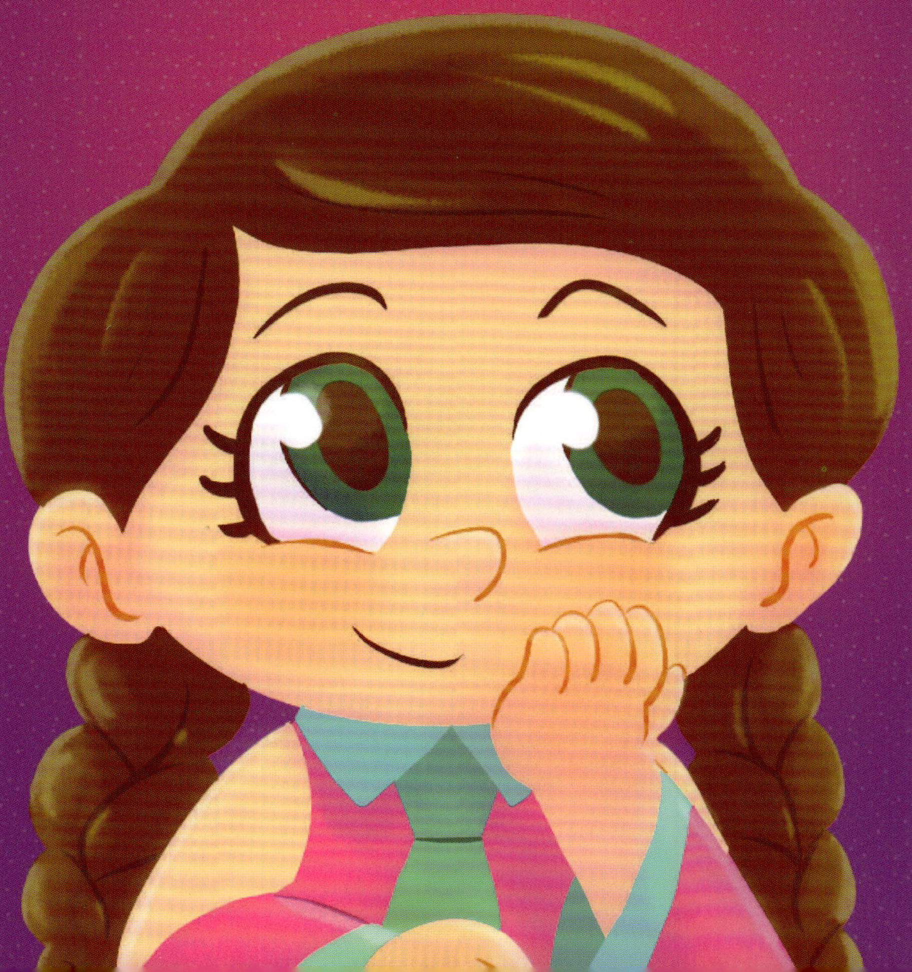

Artesã

Ana Luz e sua cabeça sonhadora

COORDENAÇÃO EDITORIAL
Karol Oliveira

REVISÃO
Lourdes da Silva do Nascimento

DIREÇÃO DE ARTE
Tiago Rabello

ILUSTRAÇÃO
Ricardo Tokumoto

ASSISTENTE EDITORIAL
Mariana Almeida

M386 Martins, Renata.

Ana Luz e sua cabeça sonhadora / Renata Martins. – Belo Horizonte : Artesã Editora, 2020.

36 p. ; 22,5x22,5 cm.

ISBN: 978-85-7074-045-8

1. Literatura infantojuvenil brasileira. 2. Psicologia infantil. 3. Transtorno de déficit de atenção com hiperatividade. I. Título.

CDU 821(81)-93

Catalogação: Aline Michelle Sima CRB-6/2645

IMPRESSO NO BRASIL
Printed in Brazil

(31) 2511-2040 (31) 99403-2227

www.artesaeditora.com.br

Av. Rio Pomba 455, Carlos Prates- Cep: 30720-290 | Belo Horizonte - MG

/ artesaeditora

AGRADECIMENTOS

Agradeço a todos que tiveram a oportunidade de conhecer Ana Luz, mesmo antes desta publicação, contribuindo para que esta história se tornasse tão real quanto a vida de muitas outras crianças espalhadas por este mundo afora. Ao Andre Vítor Moura, pela inspiração em relação à criação da personagem principal; aos meus pais, por me estimularem desde a infância; aos meus amigos "psis", pelas valiosas trocas; e à minha família, por ser tão especial e me inspirar em diversos momentos da vida... vocês fazem parte desta história!

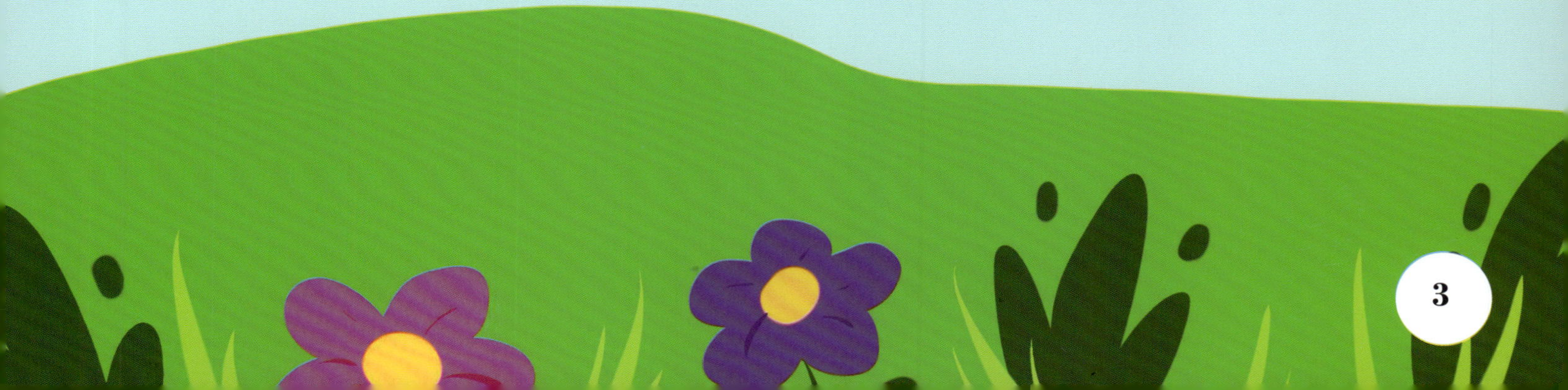

APRESENTAÇÃO

Ana Luz representa as crianças que podem ter acesso a uma vida emocionalmente mais segura! Uma criança com Transtorno de Déficit de Atenção e Hiperatividade é, muitas vezes, vista como "espoleta", como se diz por aí. No entanto, perceber que nossas crianças podem estar sofrendo requer dedicação: além de observar e escutar ativamente os pequenos, é preciso entender um pouquinho sobre TDAH (Transtorno de Déficit de Atenção e Hiperatividade). Esse "nomezão" é dado porque existem pessoas que têm um padrão persistente de desatenção ou hiperatividade ou impulsividade, até mesmo tudo isso junto, em pelo menos dois ambientes de sua vida. Um psicólogo poderá avaliar se os diversos sintomas provocados pelo TDAH estão causando prejuízo para a pessoa.

Ana Luz, com sua doçura e meiguice, passou por momentos difíceis. Sua história remete ao sofrimento que muitas vezes não é percebido nas crianças com TDAH, as quais acabam vendo a si mesmas como incapazes, diferentes e acabam sofrendo por causa das dificuldades inerentes à desatenção e à hiperatividade.

Vamos conhecer a história de Ana Luz e saber como ela conseguiu aprender a lidar com suas dificuldades?

Débora Fava - Psicóloga Clínica (CFP), Especialista em TCC (WP), Mestre em Cognição Humana (PUCRS) e doutoranda em Psicologia (Unisinos). Tem formação em Manejo do Comportamento Infantil (PVCC/EUA). É Professora de Pós-Graduação em diversos estados do Brasil e coordenadora da ELO Psicologia e Desenvolvimento em Porto Alegre. Como Terapeuta Certificada no Brasil (FBTC), trabalha com clínica e consultoria a escolas e escreveu diversos capítulos e livros na área da TCC na infância e na educação.

Nascida em família do interior,
bem no coração de Minas, lá onde as pessoas
brincavam nas ruas e todos na cidade
se conheciam; lá cresceu Ana Luz.

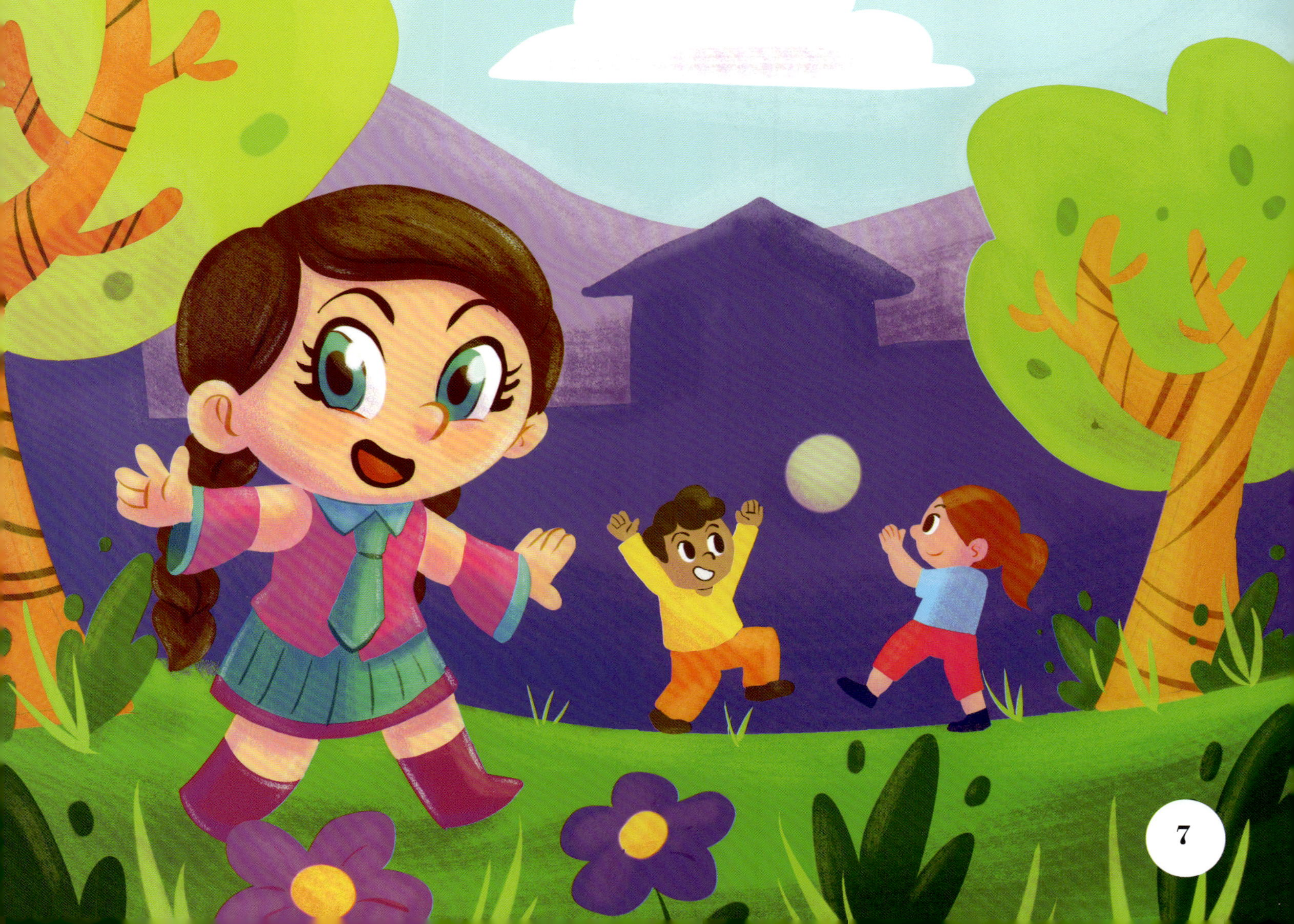

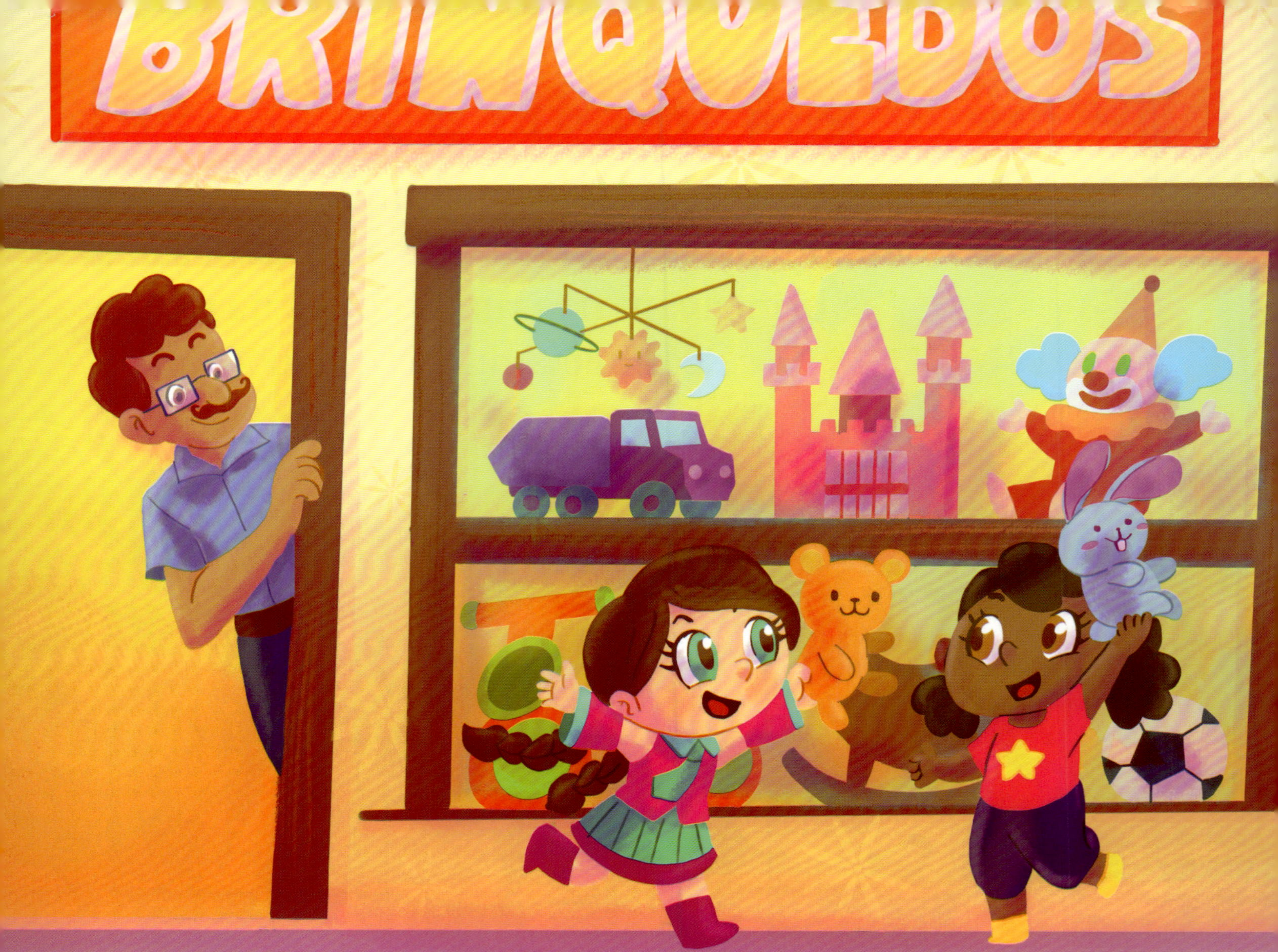

Lá, com a infância que tinha, era fácil planejar mil coisas e sonhar. Seu pai era dono de uma loja de brinquedos e sua maior diversão era se deslumbrar com cada brinquedo novo que chegava e brincar com a vizinhança.

Mil coisas passavam em sua cabeça de menina, o difícil era escolher qual delas fazer. Aliás, isso foi sempre o mais difícil desde o começo: queria fazer aulas de artes, tocar piano, aprender a dançar, fazer aula de línguas, pintar..., queria tanto fazer tudo ao mesmo tempo, que até se perdia no pensamento.

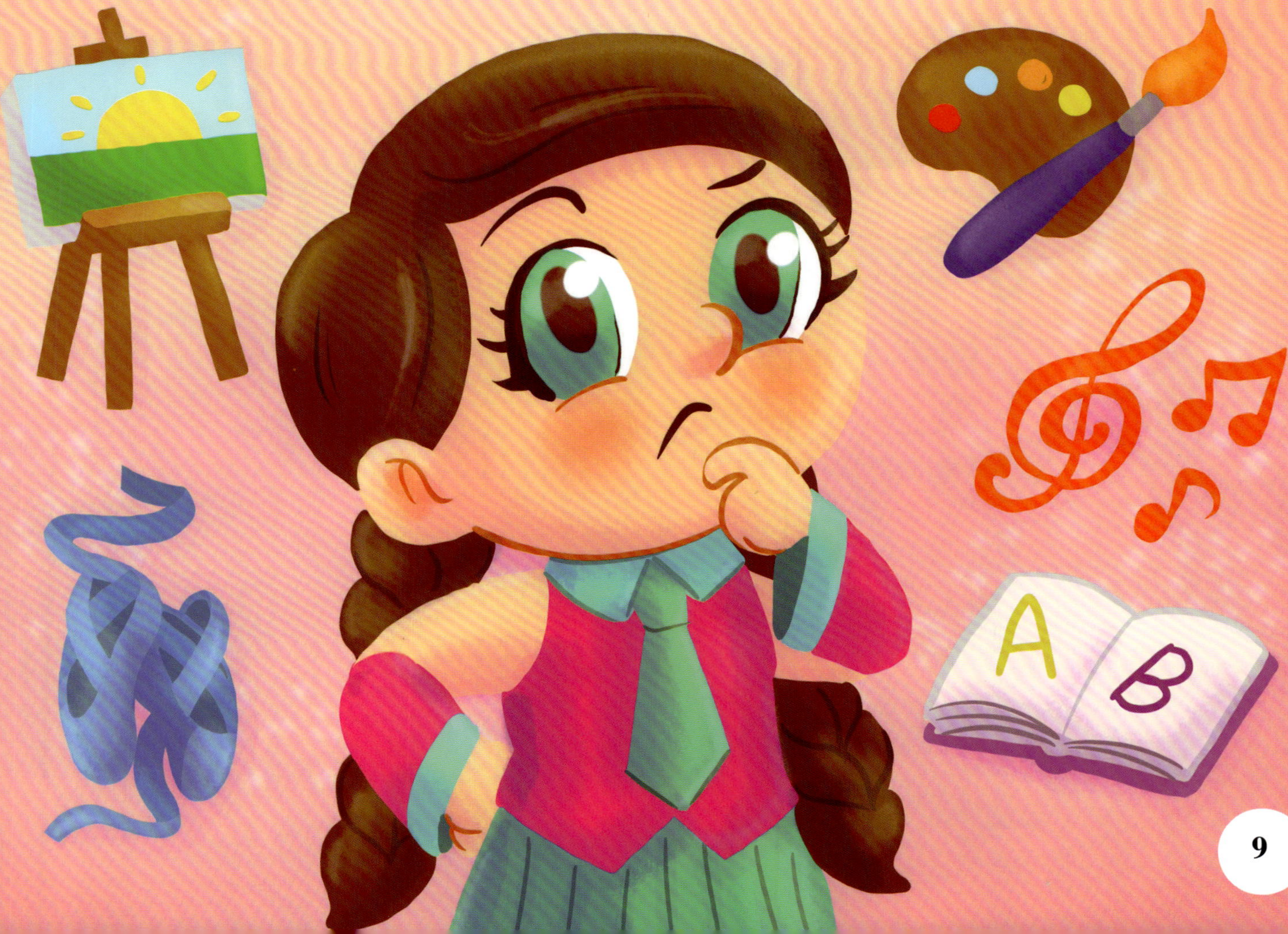

É que ela sempre parecia ter muita pressa e que sua alma era de artista, isso sim, ninguém contesta! Andava com seu inseparável caderninho em que anotava suas ideias reveladoras... e como boa sonhadora, também dizia: "um dia ainda quero ser escritora".

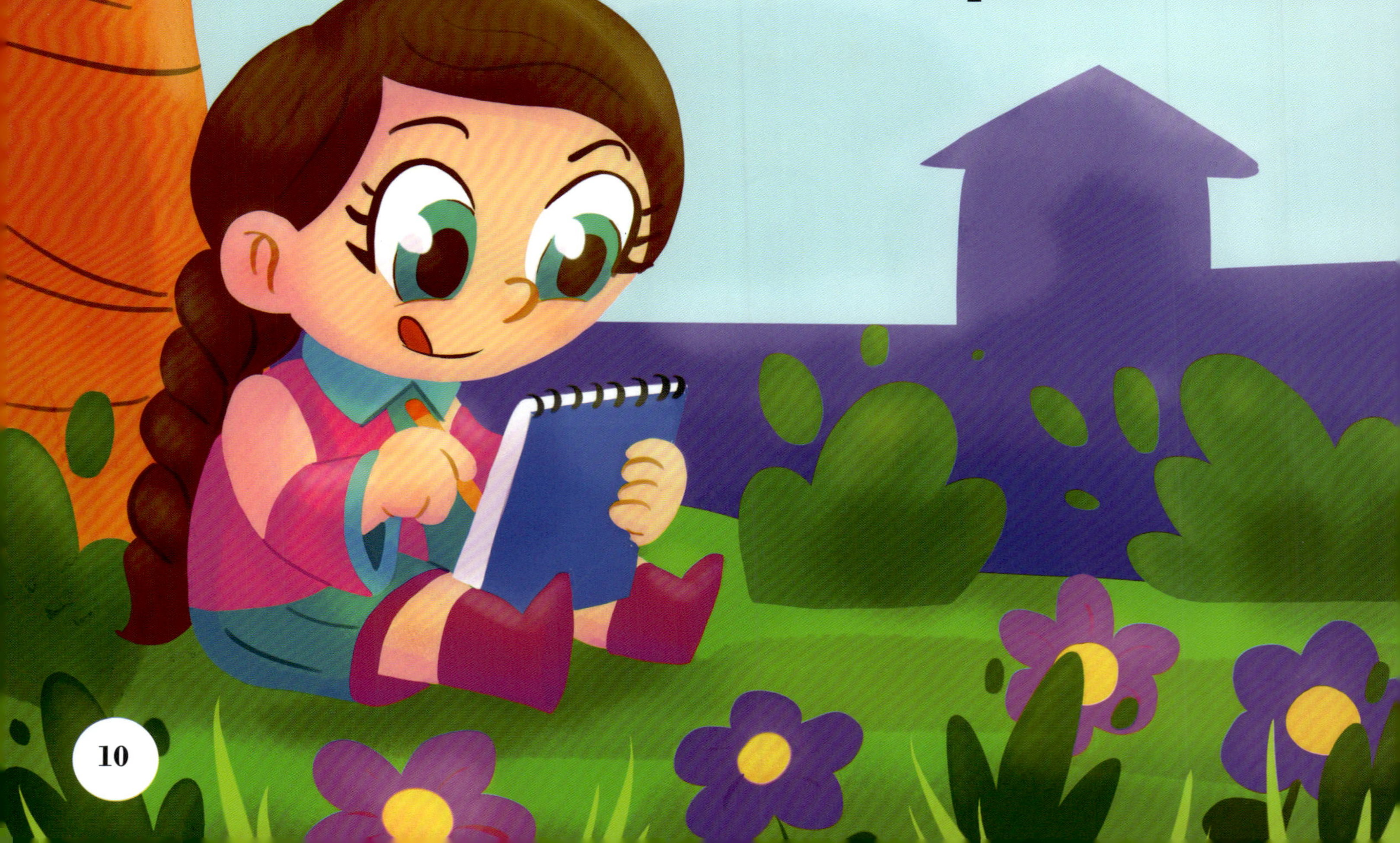

Desenhava também... desenhava, pintava e sonhava até quando estava acordada! É por isso que muitas vezes, parecia não escutar e nem enxergar as pessoas passando por ela na escola ou na rua... e ainda falavam que ela vivia no mundo da Lua!

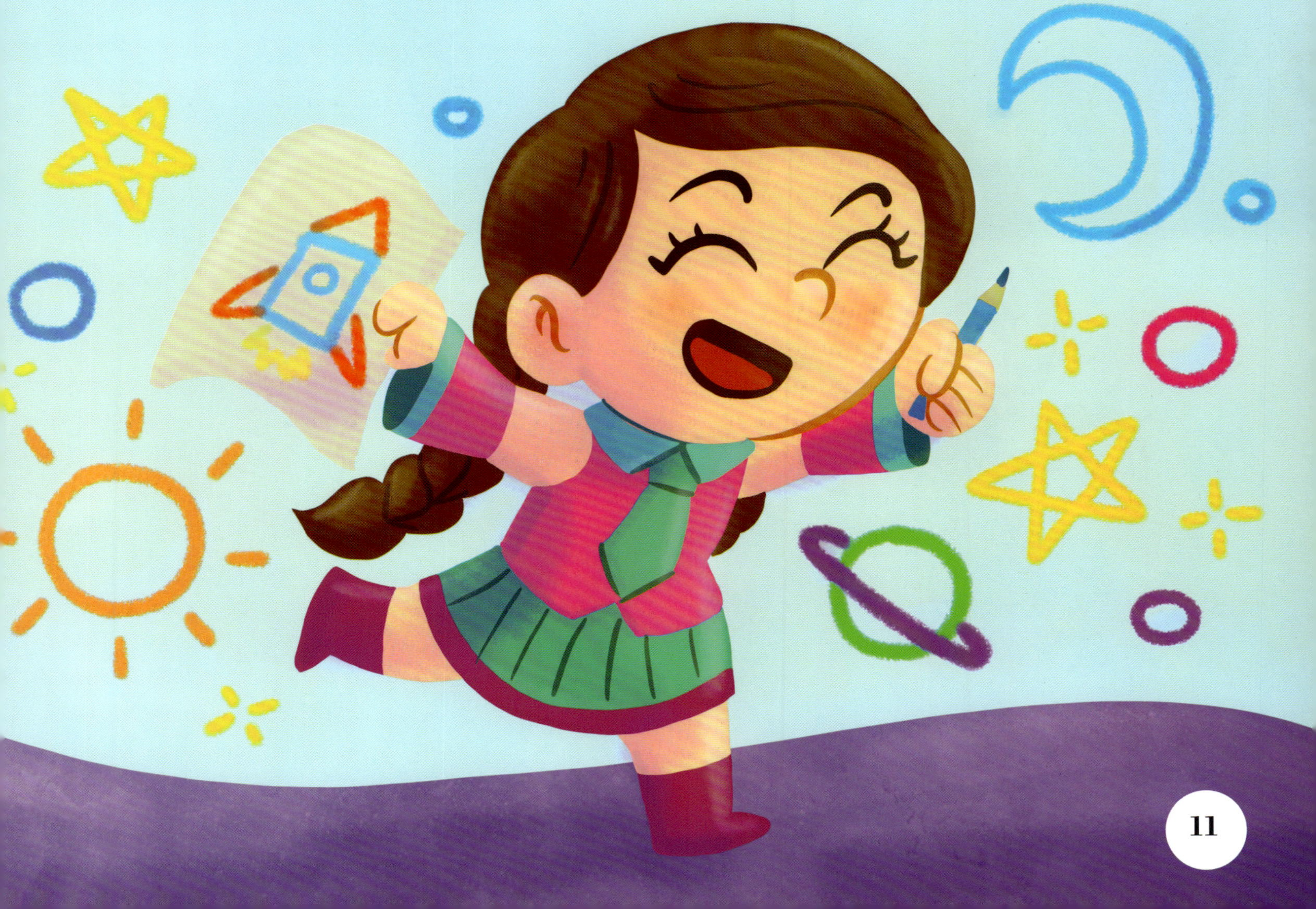

Eram tantos pensamentos em sua cabeça, que muitas vezes se esquecia do que tinha por fazer. Bastava uma pequena outra curiosidade e lá estava ela, esquecida de verdade do seu primeiro foco, que não poderia esquecer.

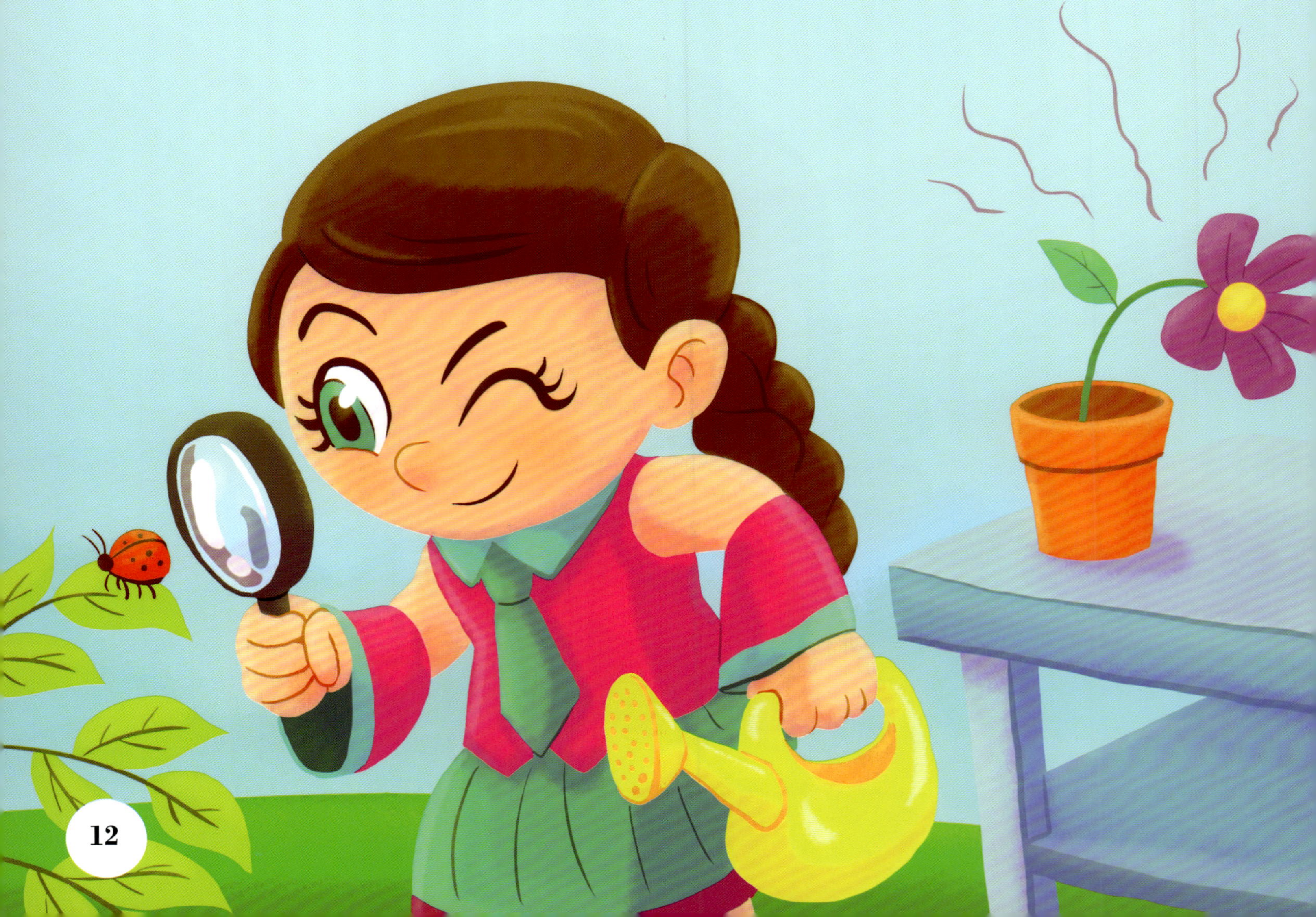

Certo dia, a professora precisou chamar seus pais:
- "Ana Luz é uma aluna dedicada e educada, mas de vez em quando, me deixa encabulada: será que ela realmente presta atenção ou vive no mundo da imaginação"?

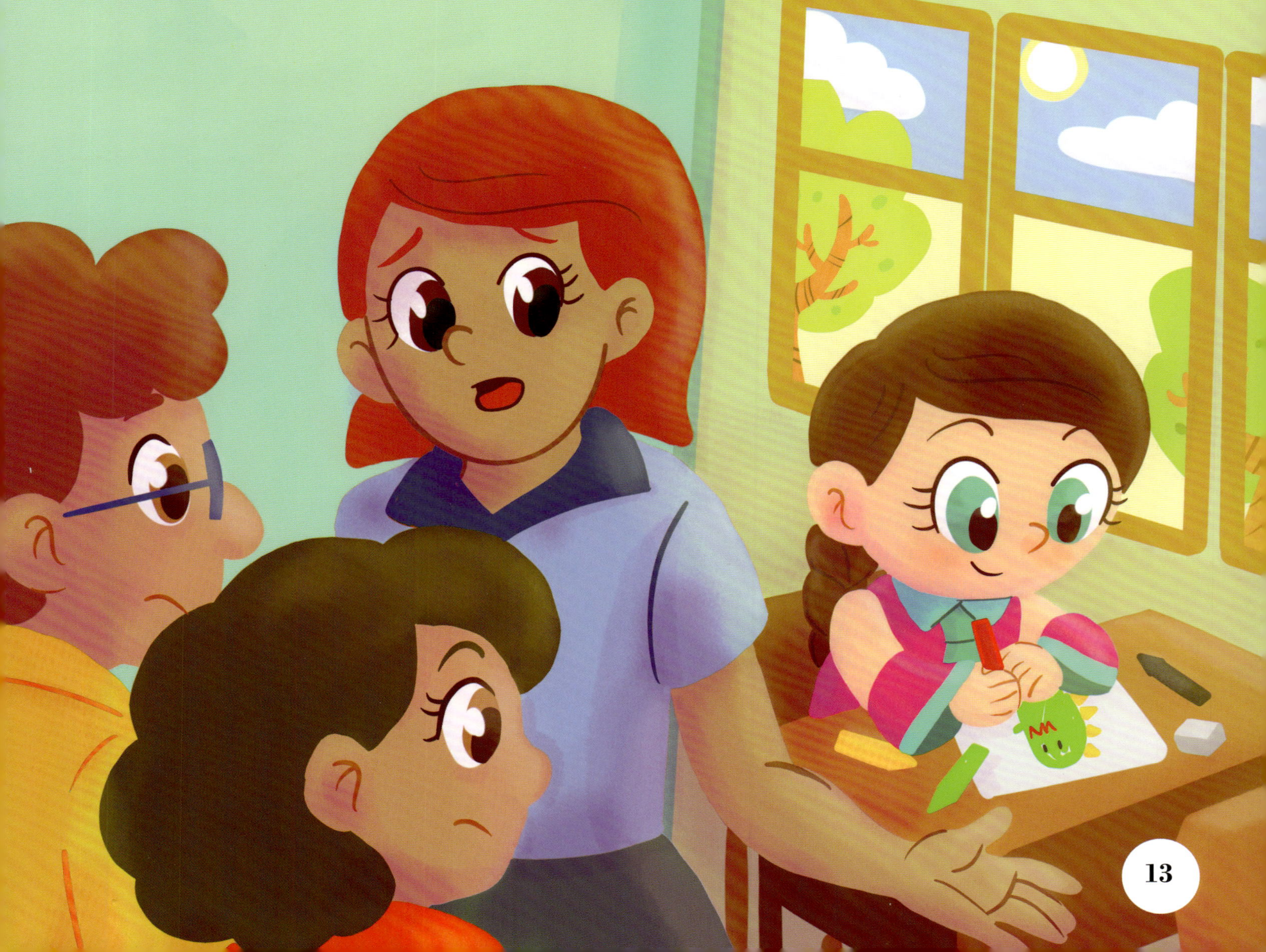

Mas como sempre tivera boas notas, pouco se incomodaram com sua cabeça sonhadora e sua alma inquieta, até que Ana Luz foi percebendo que gastava mais tempo para fazer suas tarefas do que seus colegas.

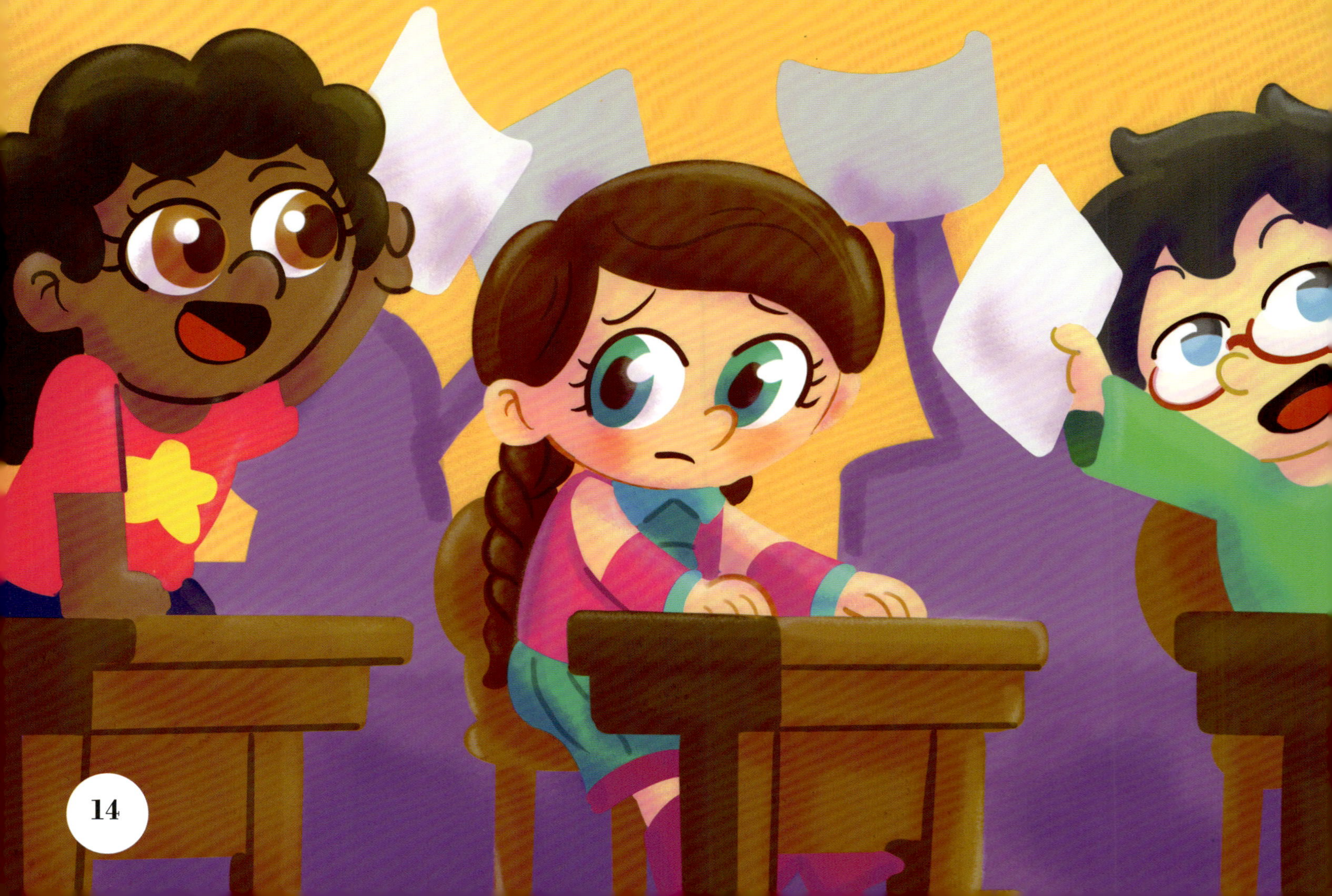

Tudo bem que cada um tem seu tempo, mas ainda assim, parecia bem mais difícil para ela. Aliás, fazer qualquer coisa que gostasse e exigisse esforço se tornava desgastante... imaginem quando ela precisasse fazer algo que não gostasse o bastante?

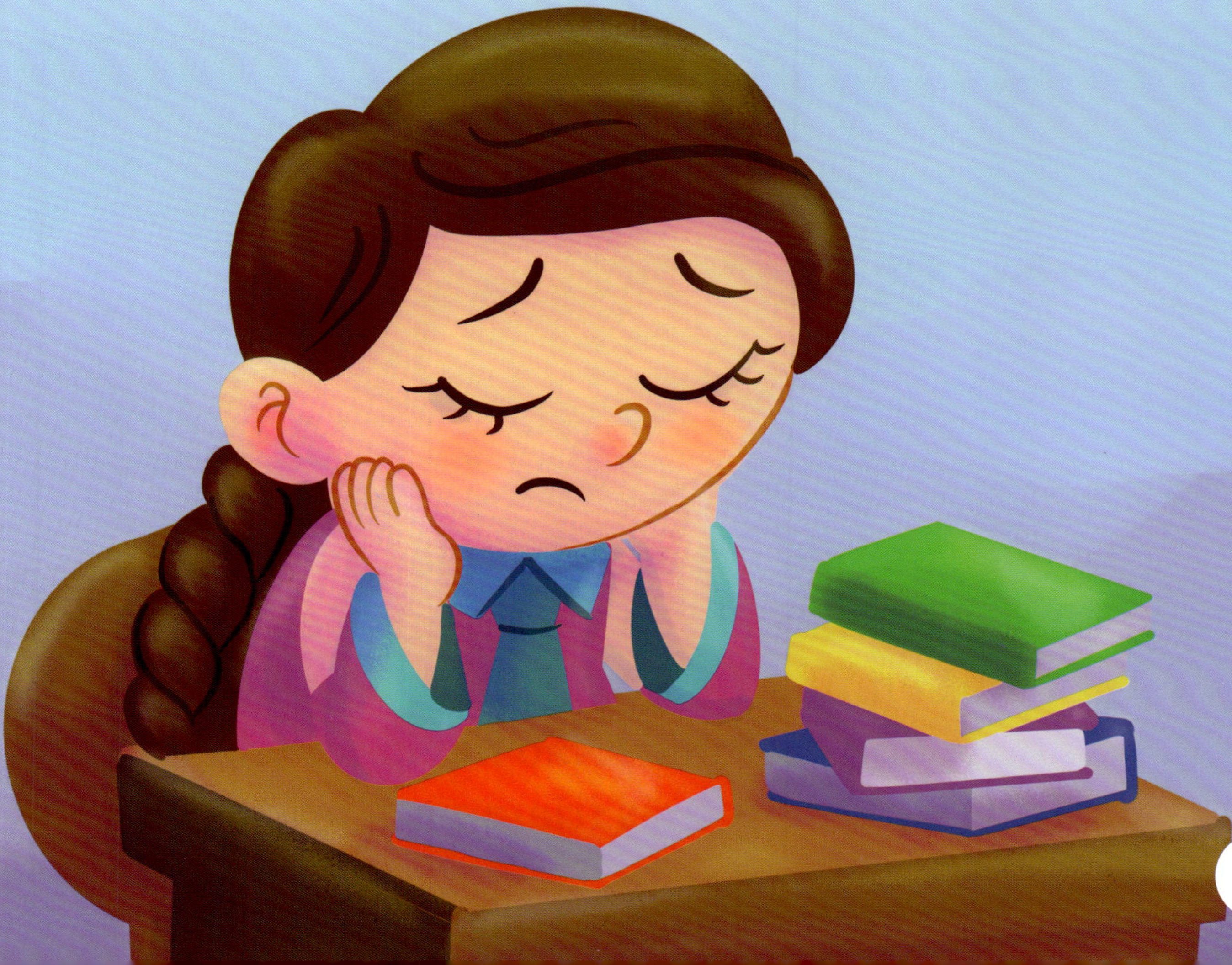

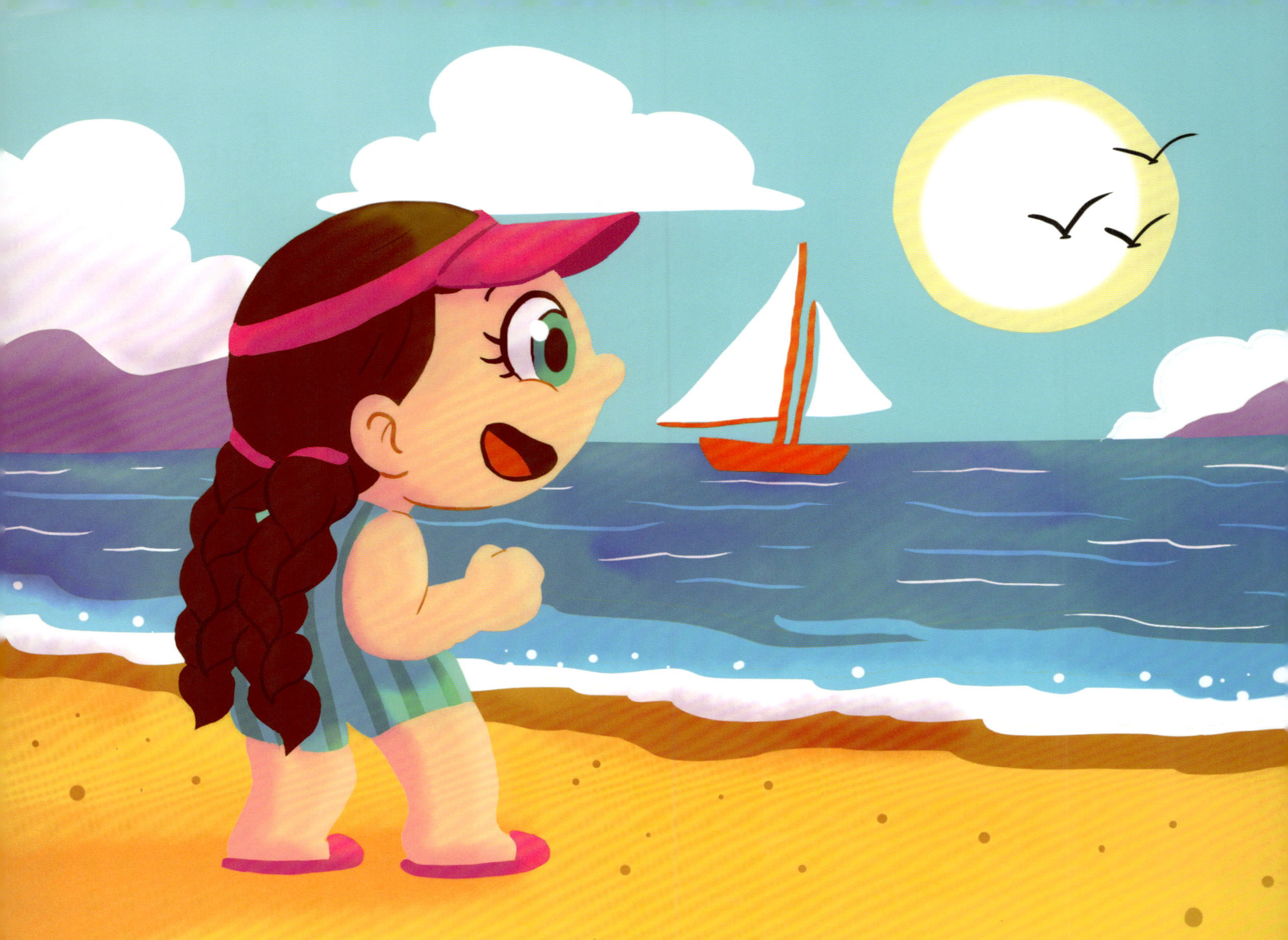

Mas quando era algo que ela gostava...
Ana Luz se revelava!!! Pensem quando chegavam as férias! Ela sempre inquieta, adorava sair do lugar.
Ah como ela amava o mar! Não havia notícia melhor, que saber que seus pais iriam para praia viajar.

Ana Luz fazia esculturas na areia, corria, pegava peixinhos, só não conseguia ficar parada. Era uma invenção atrás da outra e não havia ninguém que a fizesse ficar calada.

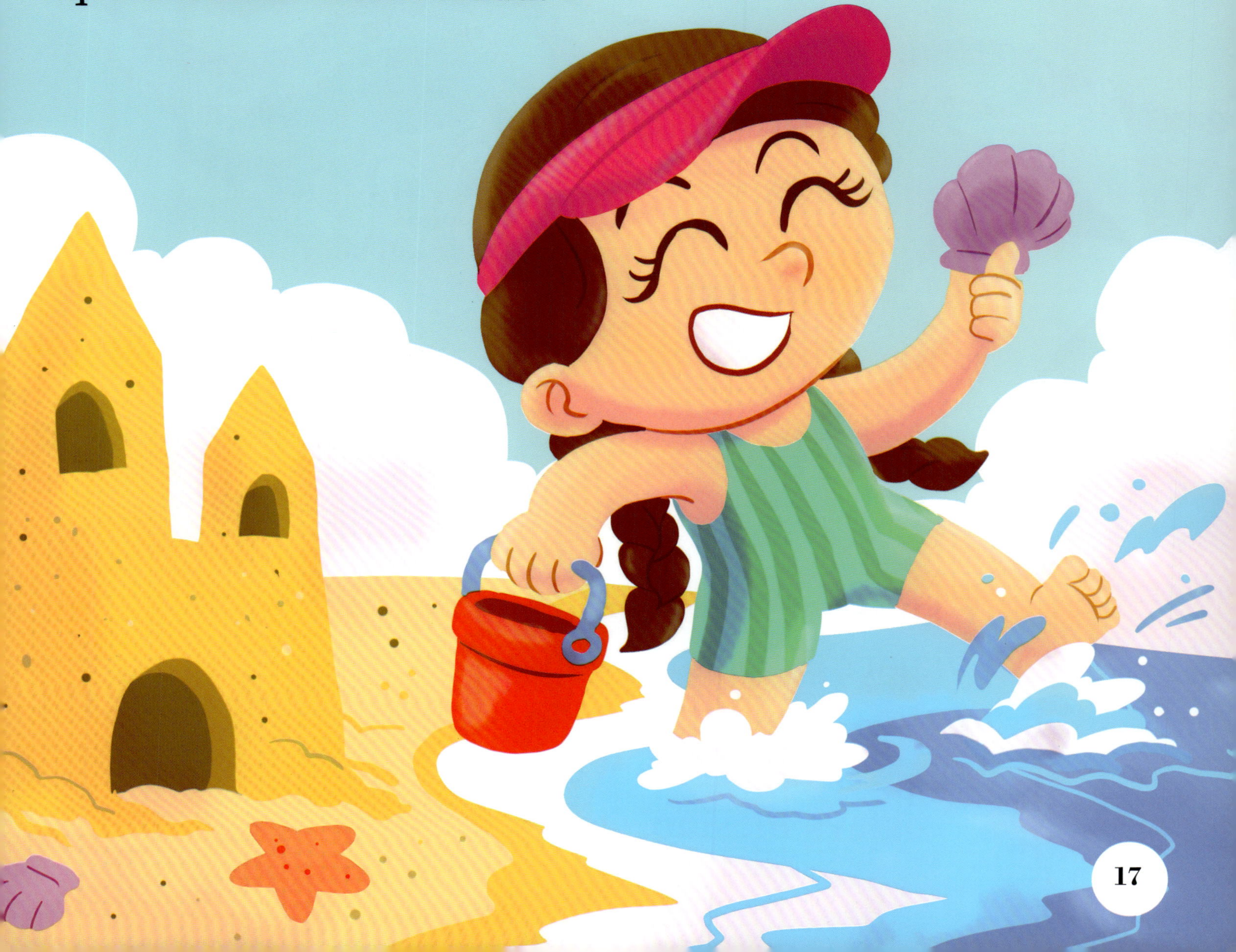

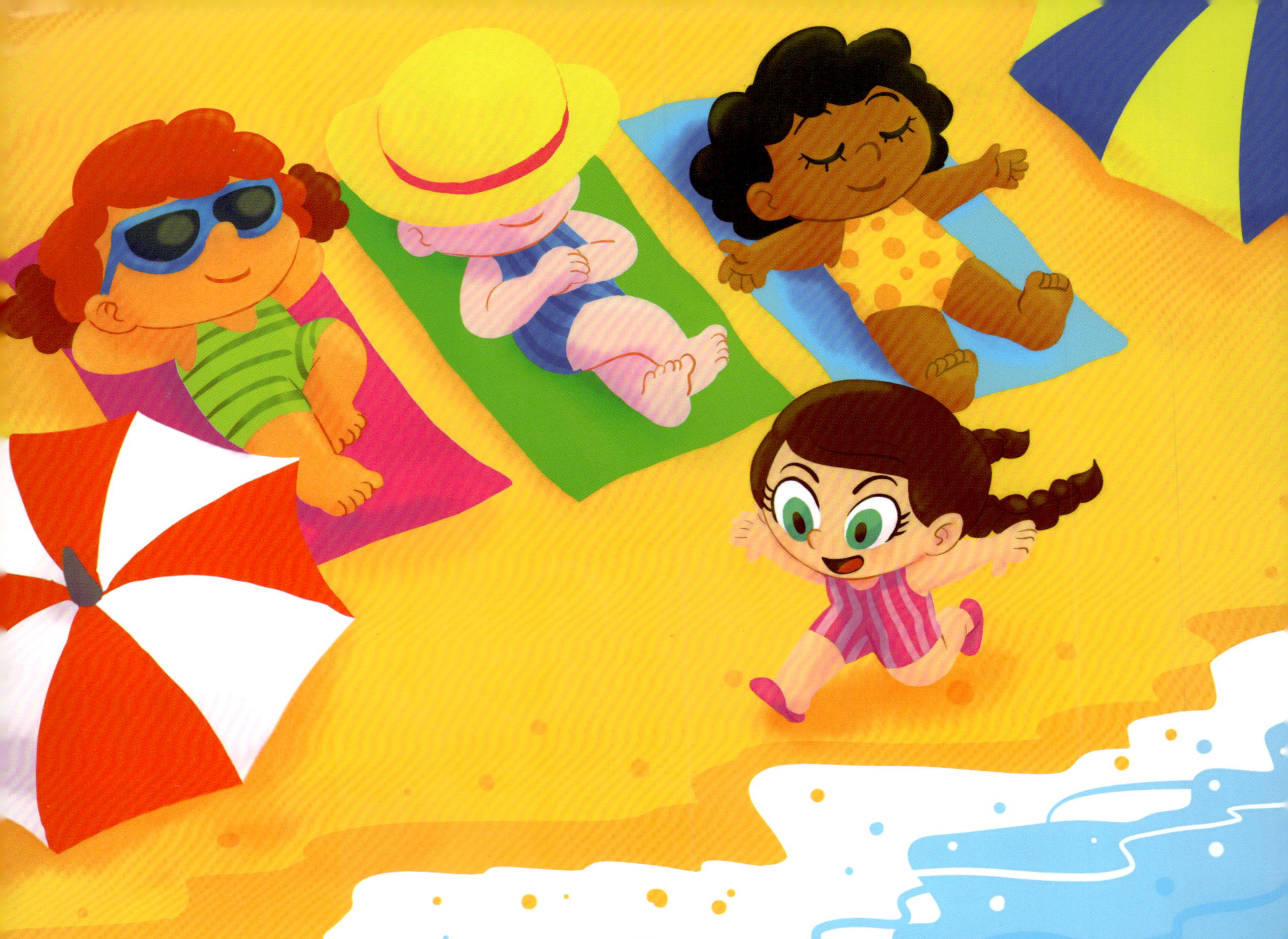

E suas amigas quando iam de férias para a praia viajar? Ficavam lá... deitadas na areia, tomando sol para um bronzeado pegar. E Ana Luz? Cinco minutos já estava bom o suficiente. O que ela mais gostava mesmo, era de andar para lá e para cá!

Conversava até sozinha, a não ser que estivesse triste... só assim para Ana Luz não querer fazer nada que existe. Mas a tristeza também faz parte, e logo que passava, lá estava ela de novo, sempre a mil por hora e também fazendo arte.

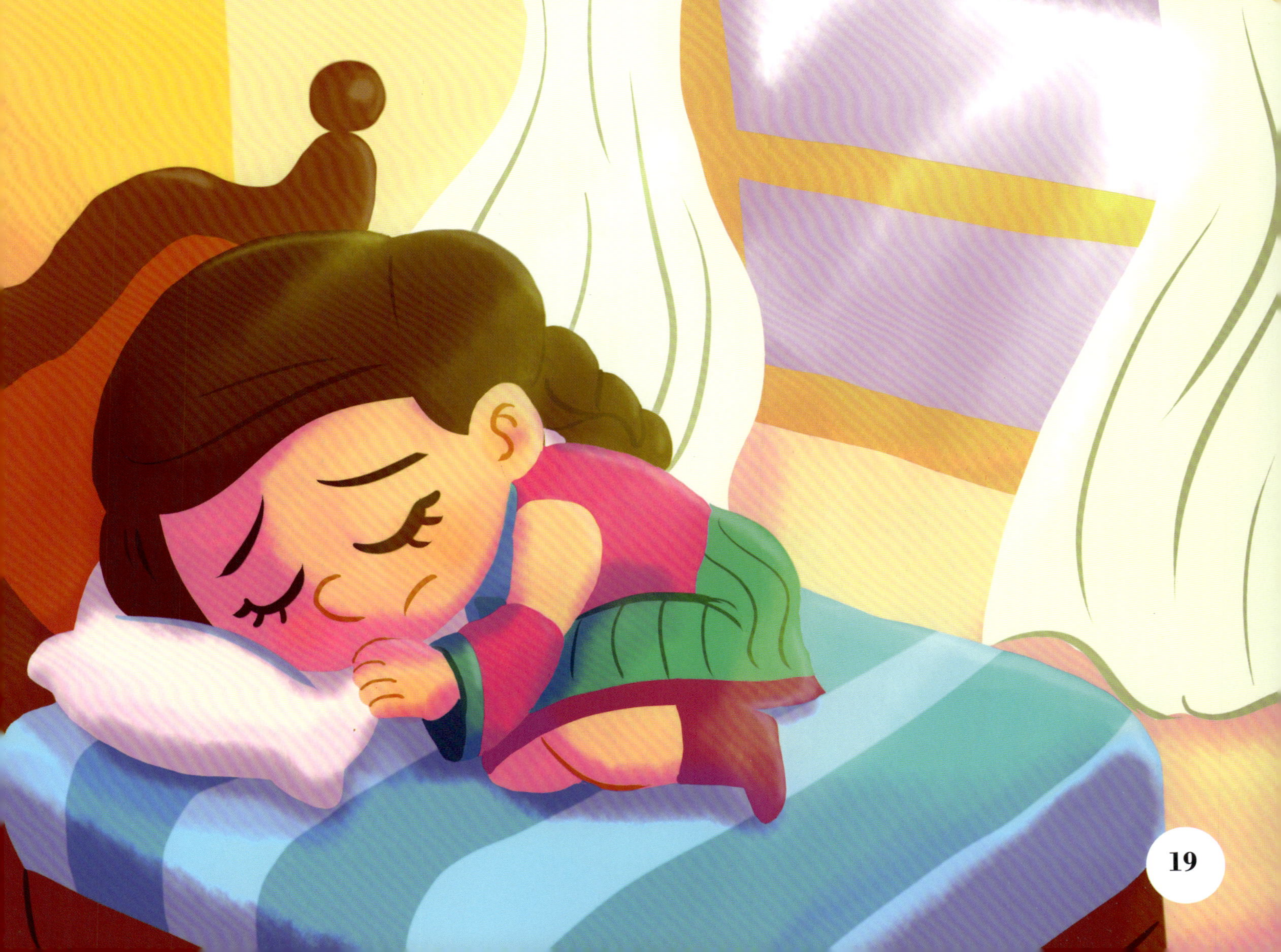

Então, o tempo foi passando e cada vez mais Ana Luz ia percebendo: as meninas de sua idade quando iam para o recreio na escola, ficavam lá sentadas, conversando e Ana Luz adorava conversar!
Mas quem disse que conseguia ficar sentada?

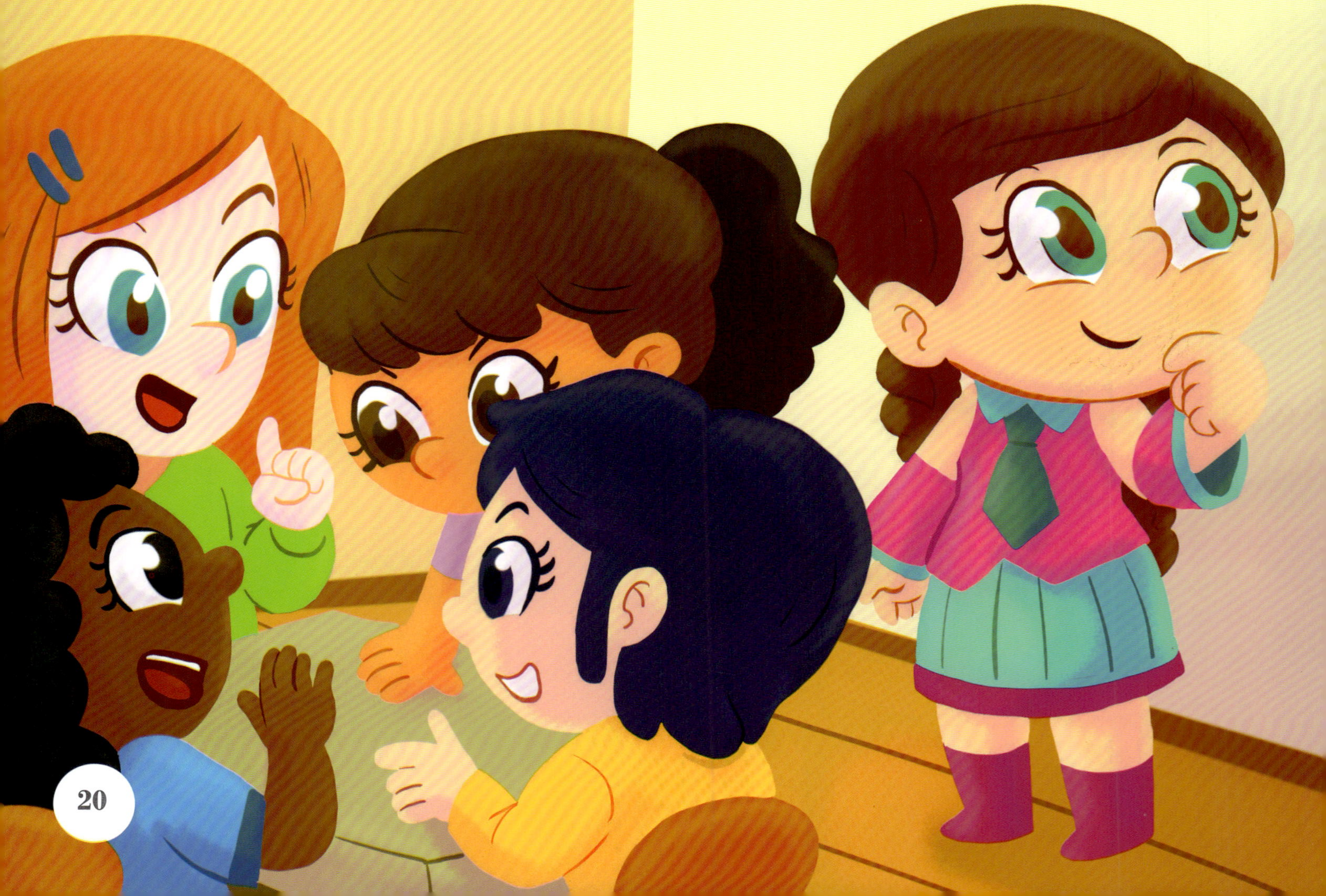

Sempre inquieta e com sua cabeça sempre planejando...
... parecia até que todo dia arquitetava um novo plano.
Mas não era fácil colocar tudo em prática, pois se perdia no meio de tantos planos e palavras.

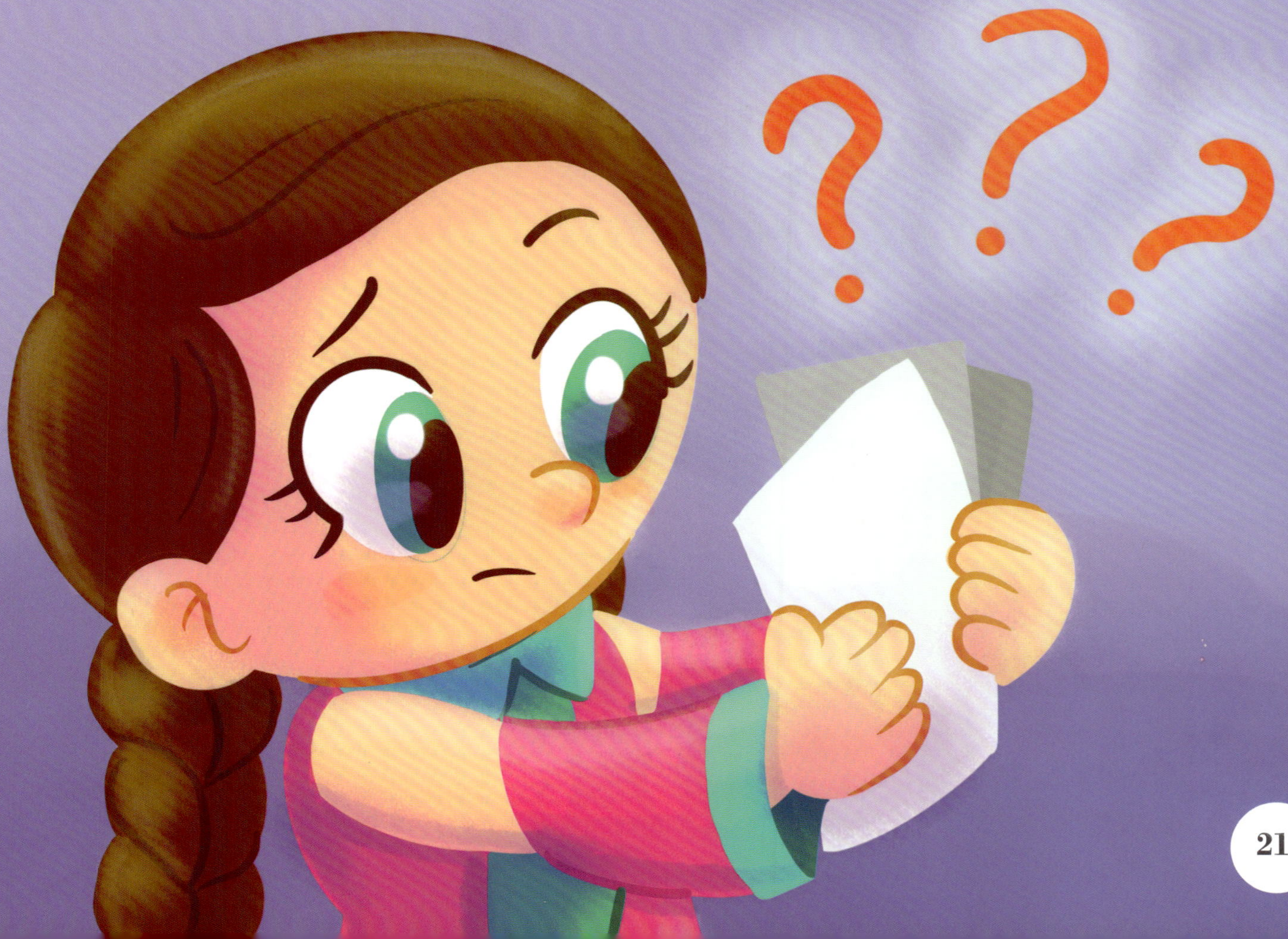

Quando voltava para a realidade, lá estava ela: até gostava de estudar (dependendo da matéria), mas, de verdade, não gostava muito da escola. É que as vezes ela se sentia presa. Mesmo assim, sempre foi bem esforçada e buscava ser dedicada.

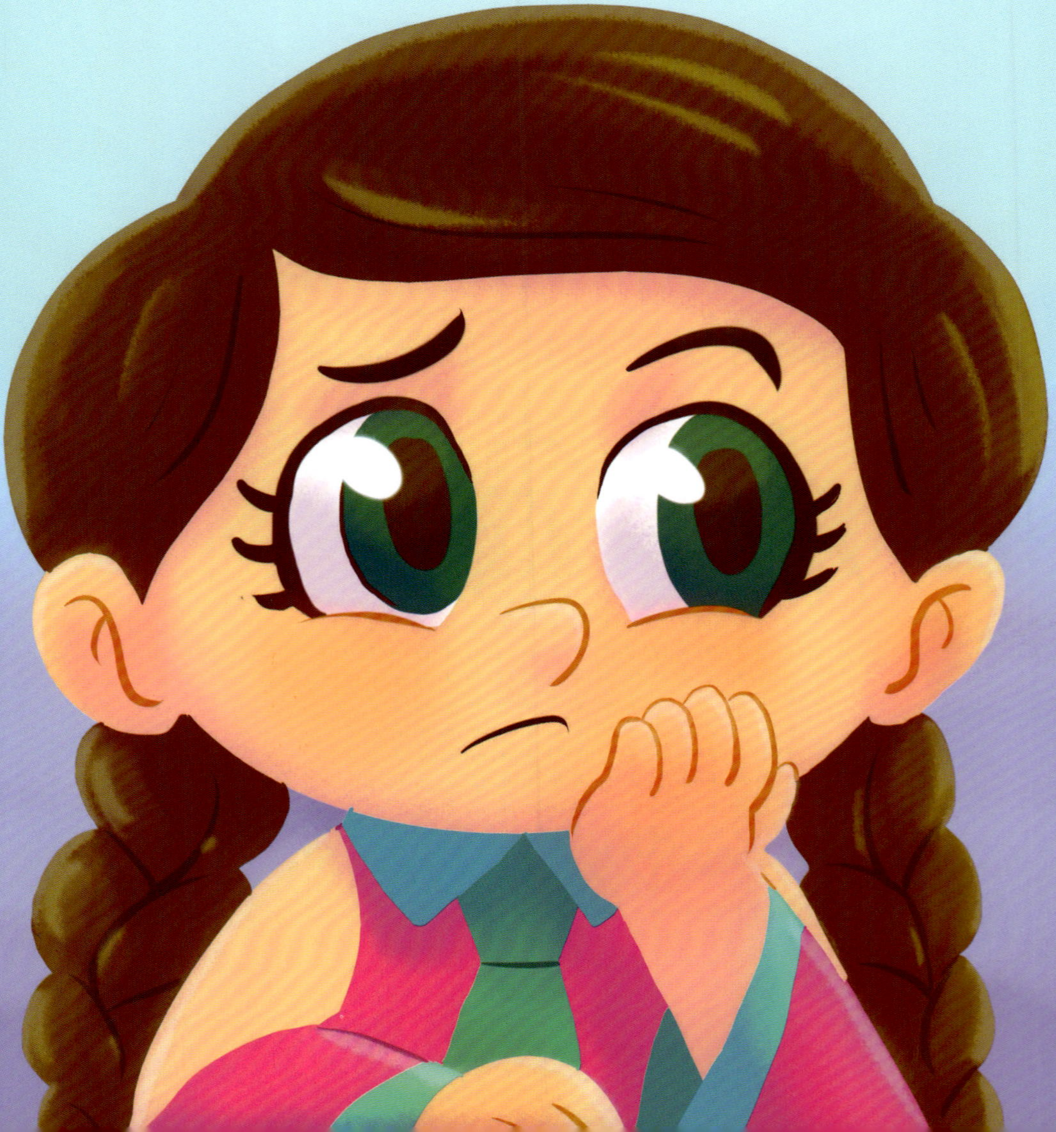

Imaginem a tal da matemática! Um número errado e lá se perdia todo o cálculo! Que difícil esta matéria... pensava ela. E muitas vezes seus pequenos erros pareciam até repetição. E então ela sentia, como se não tivesse aprendido a lição.

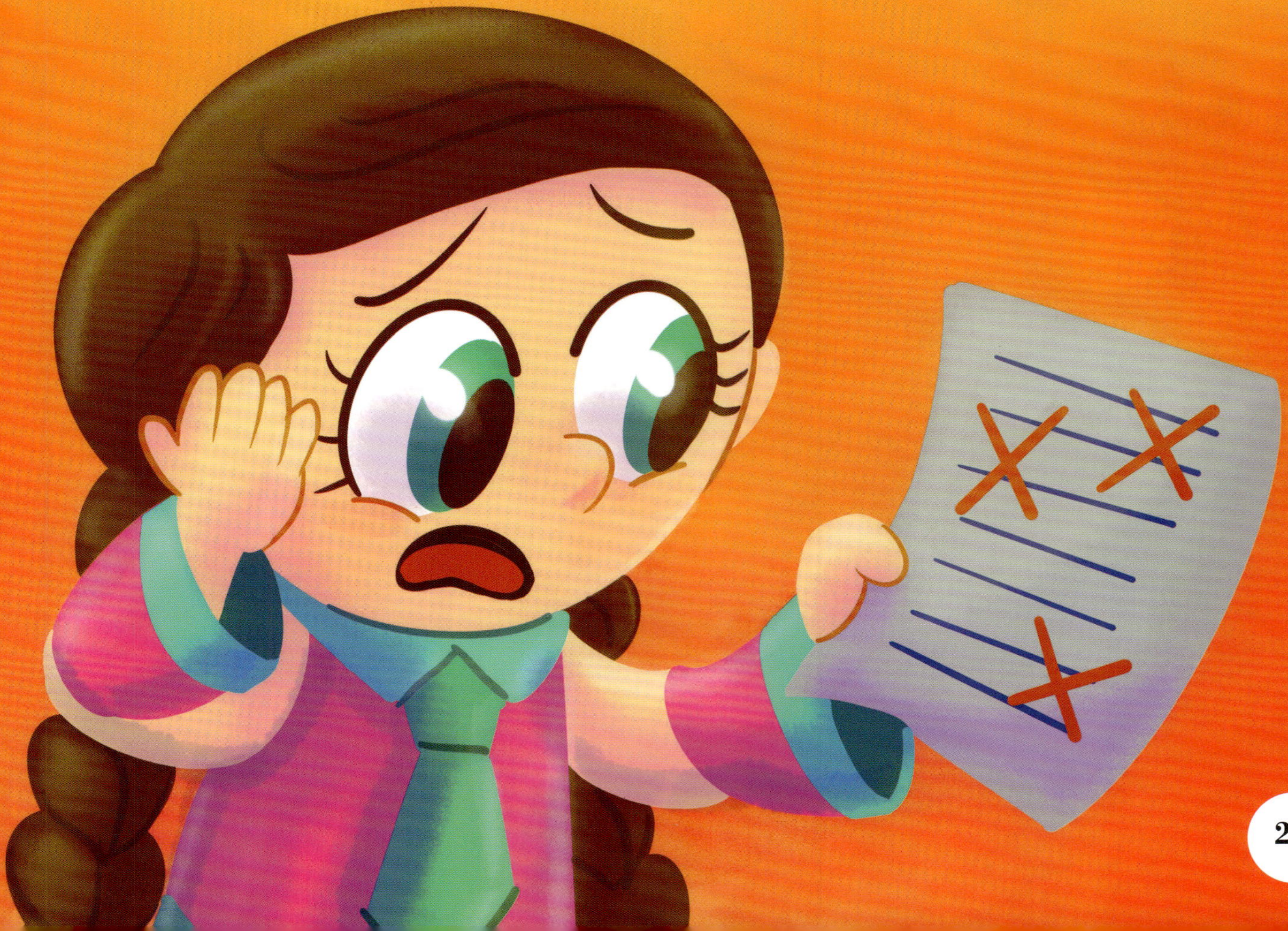

É que ela dizia que só sabia aprender com o coração! Mas nem tudo entrava lá, sabe? Só quando ela conseguia gostar de verdade. Isso se chama motivação!

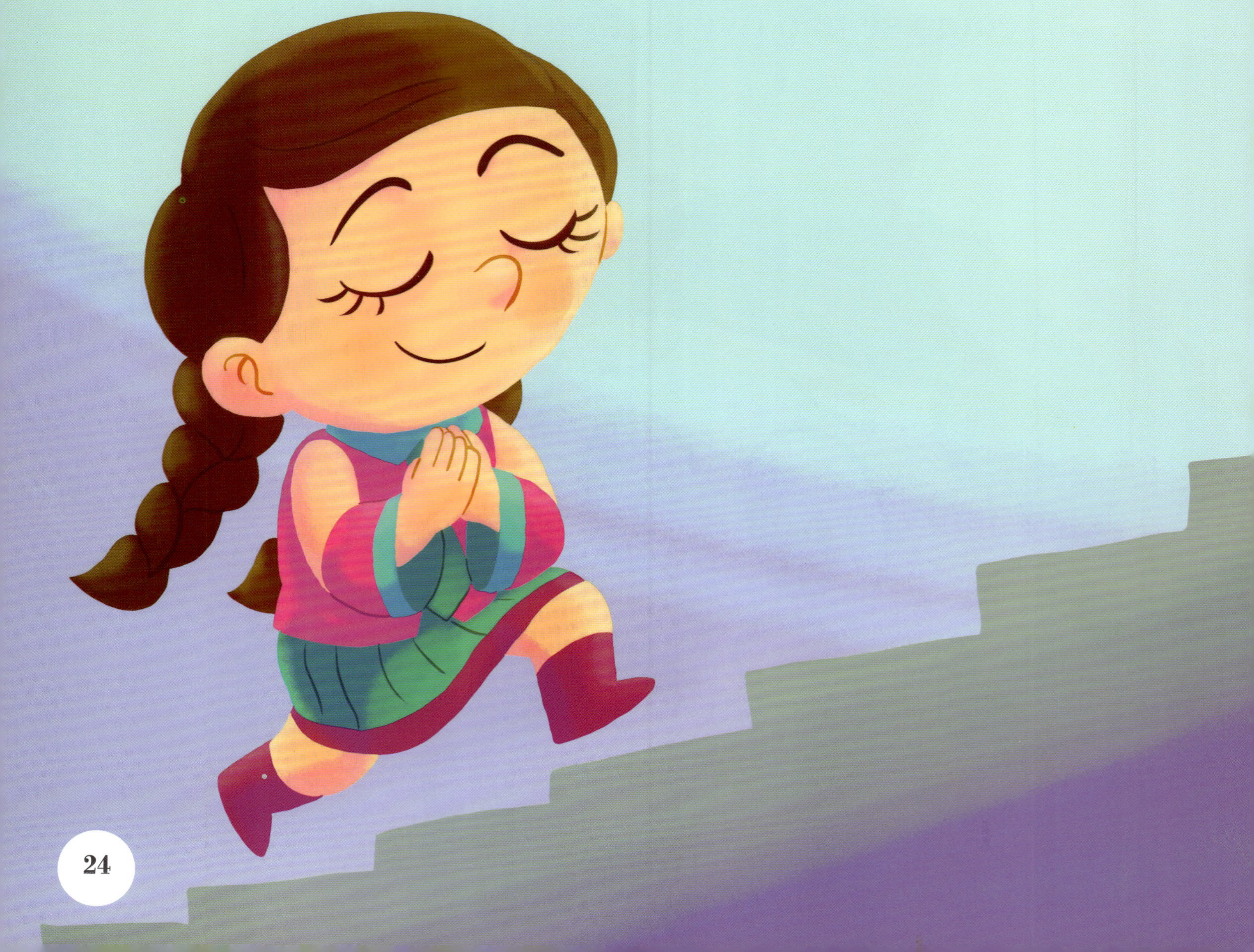

Ela era boa em outras matérias e tinha uma professora que, então, a fazia viajar nas aulas mesmo sem avião. Difícil era voltar e lembrar que estava na sala de aula.... Conseguia até mesmo ir para outros países: Grécia, Egito, tudo isso sem sair da sala. Até as pirâmides visitou! Amava histórias e a professora fazia jus a profissão, porque também sabia ensinar com o coração!

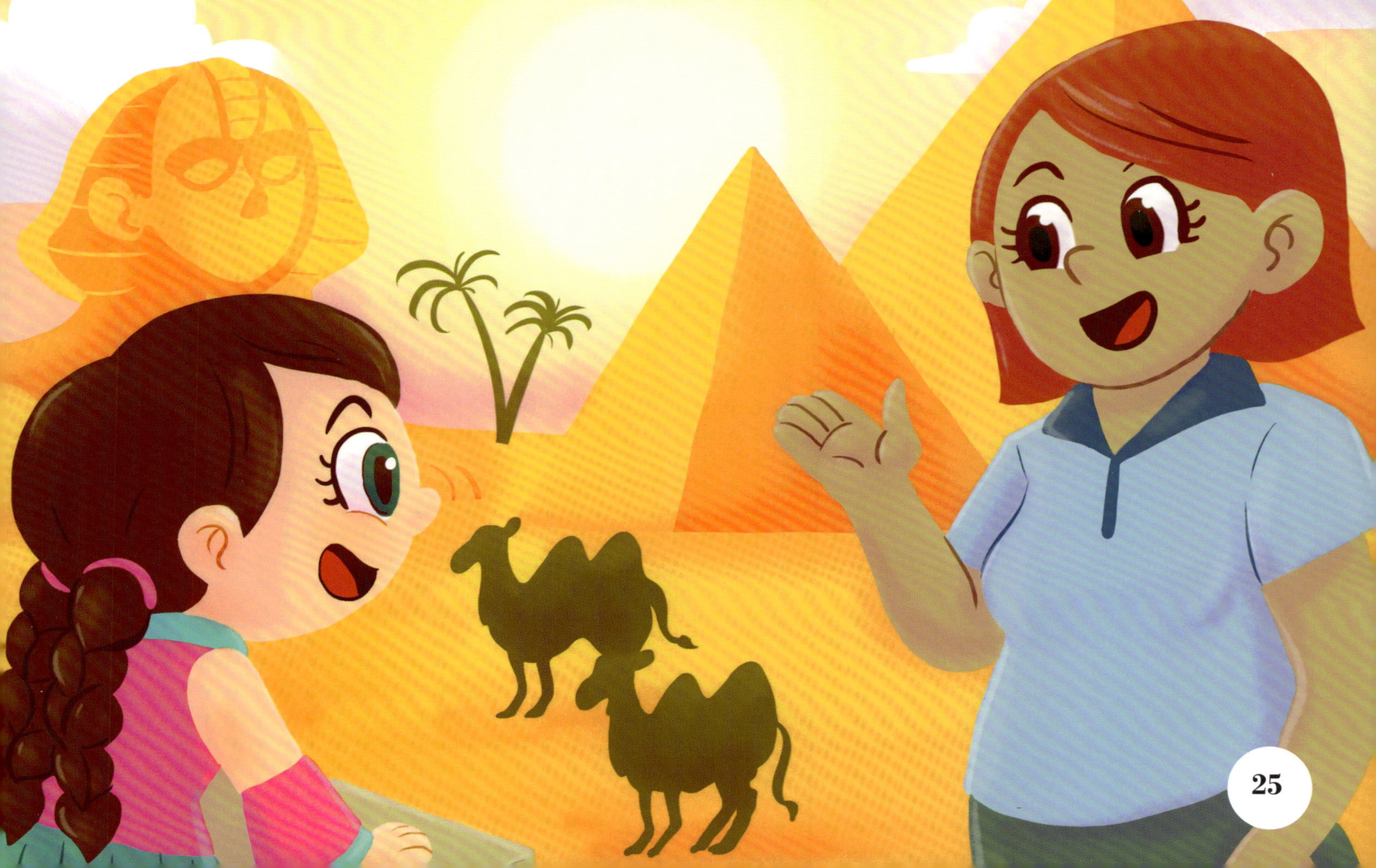

Até que um dia Ana Luz percebeu que tinham mais coisas diferentes. Ela estudava e estudava, mas parecia que sua cabeça não acompanhava. Queria fazer tudo, tinha mil ideias, mas não sabia por onde começar e muito menos de que jeito terminar.

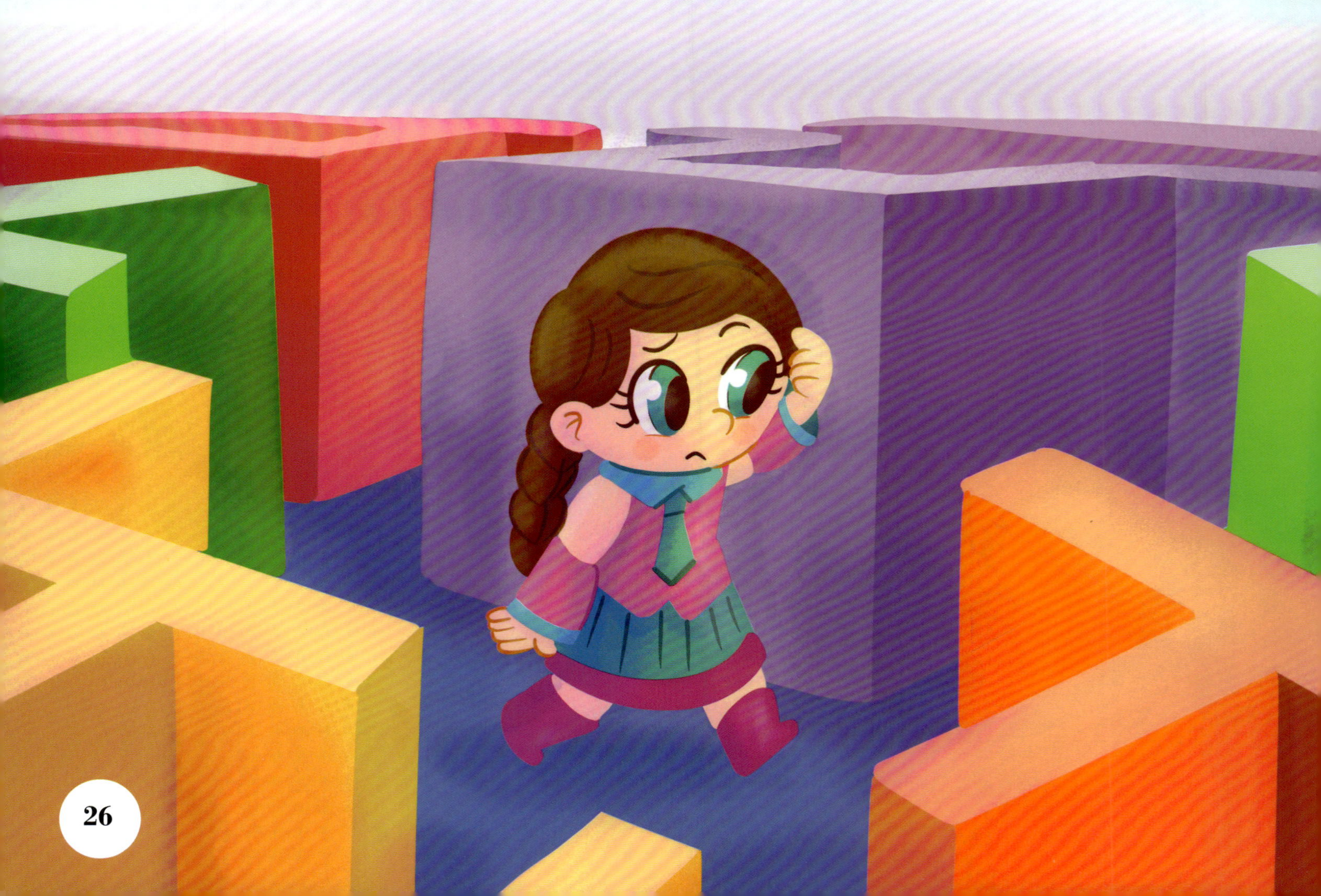

Perdia tudo: a chave de casa, o final das histórias, o lápis novo na escola e até o saco de pipoca! Mas sempre tentava dar conta de tudo, e quando conseguia pelo menos em parte, era só felicidade! Mas era só comemorar, que parecia começar tudo de novo. Haja desgaste!

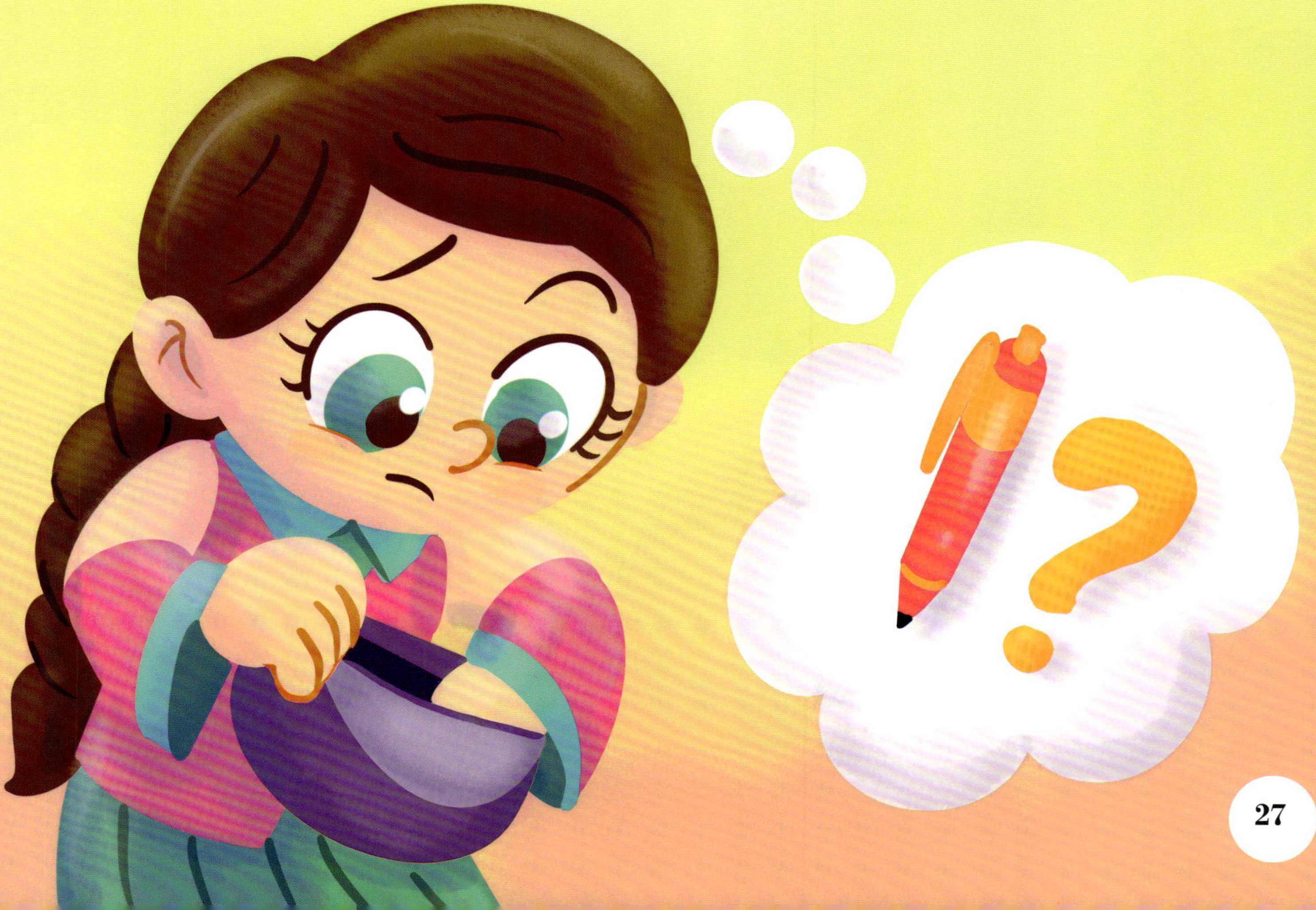

Mas o que Ana Luz ainda não sabia é que as coisas poderiam ser um pouco mais fáceis, um pouco não, muito! E então ela conheceu a tal da psicologia... e foi amor à primeira vista!

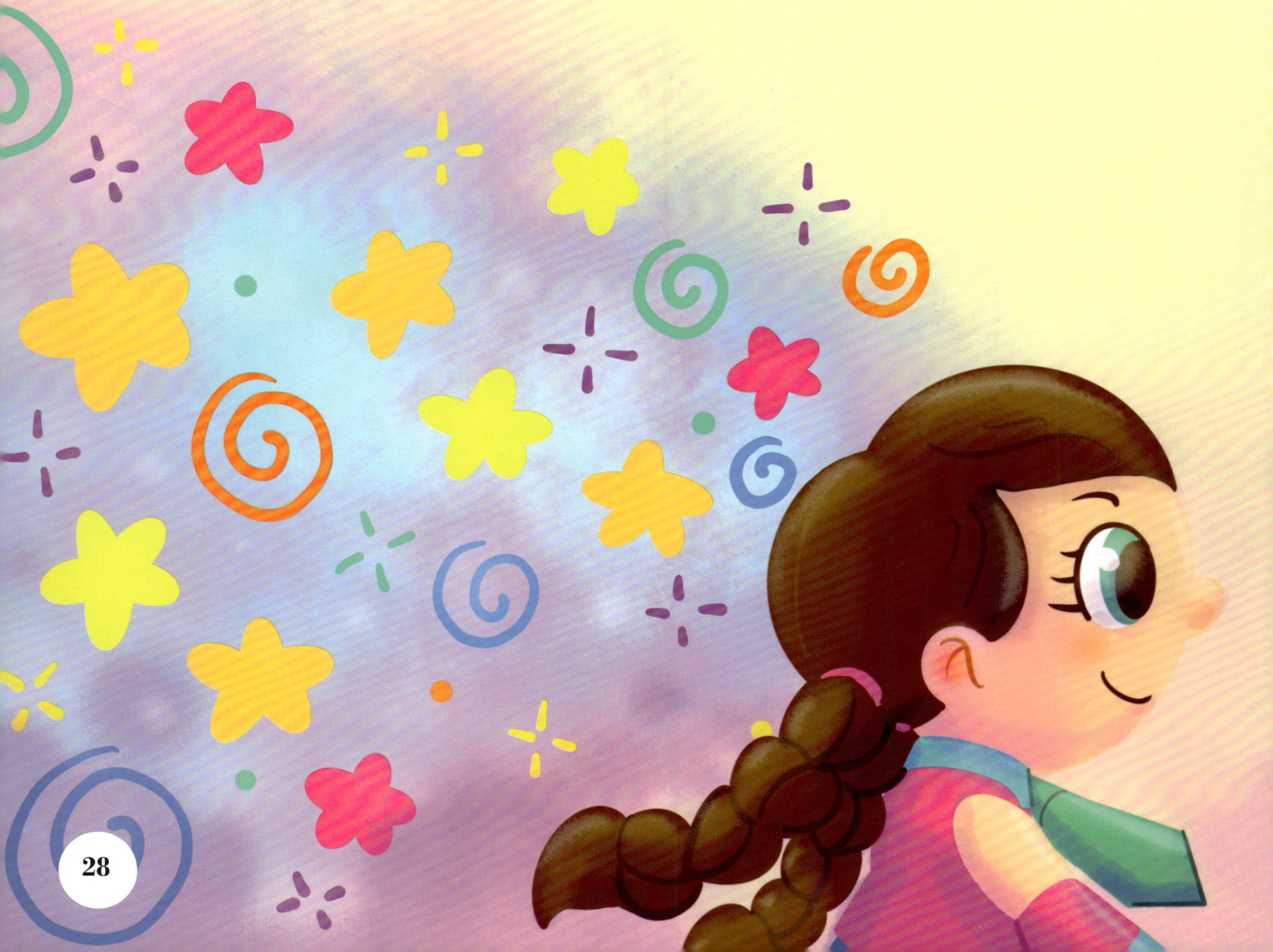

A psicóloga ajudou Ana Luz a entender, como as coisas funcionavam para ela crescer. Assim, Ana Luz encontrou estratégias para lidar com as situações difíceis, de um jeito muito melhor do que fazia antes. A psicóloga explicou também sobre a importância de outros profissionais que poderiam ajudar muito: tudo depende de uma boa avaliação, quando se tem um bom profissional que sabe acolher com o coração!

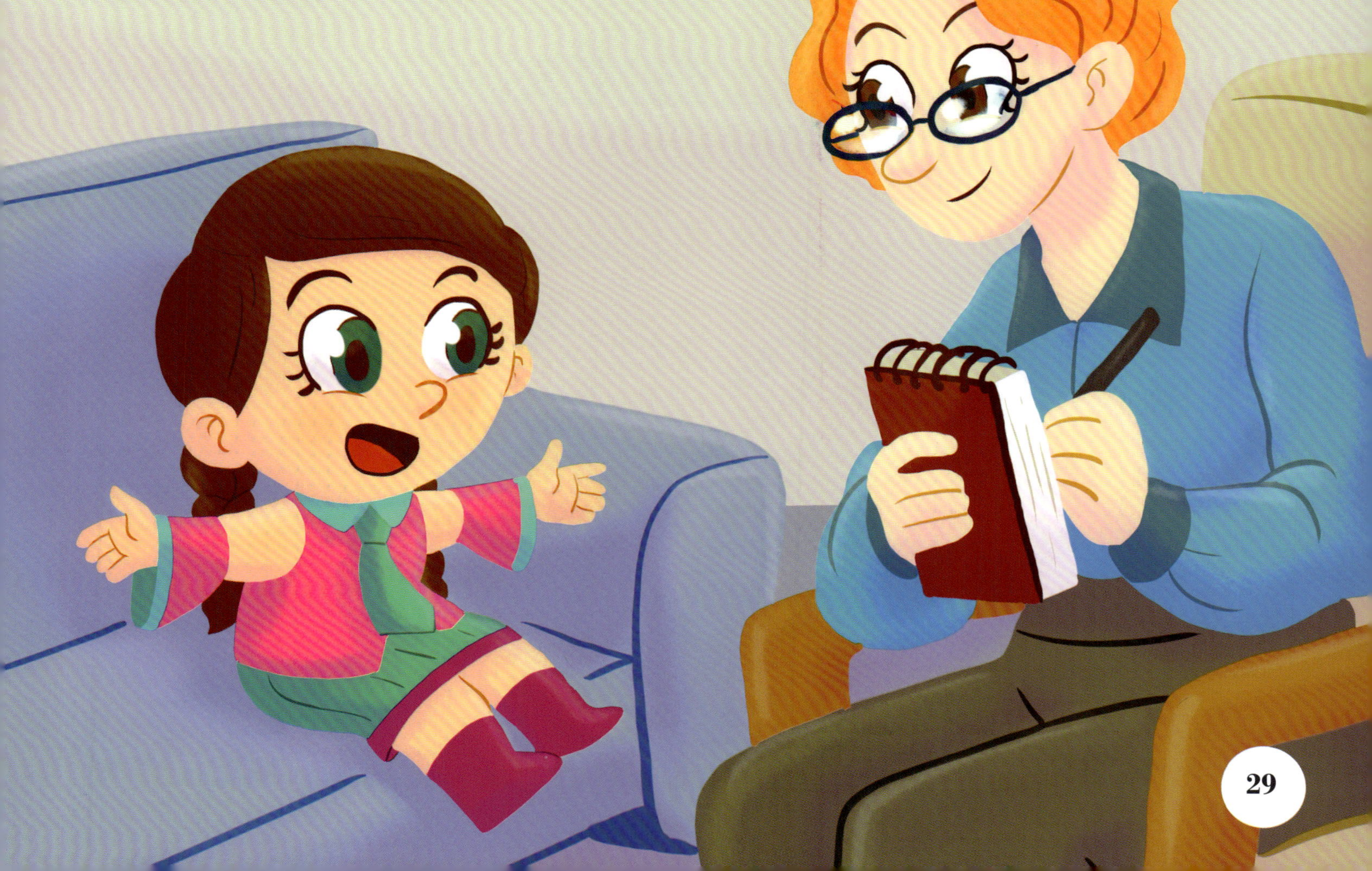

Foi assim que Ana Luz, encontrou sua verdadeira luz...
Quando descobriu o quanto poderia utilizar seu talento de outras formas. Mas como ela mesmo disse: "não existe mágica, é preciso se esforçar também!". Para Ana Luz, o mundo parecia bem diferente agora!

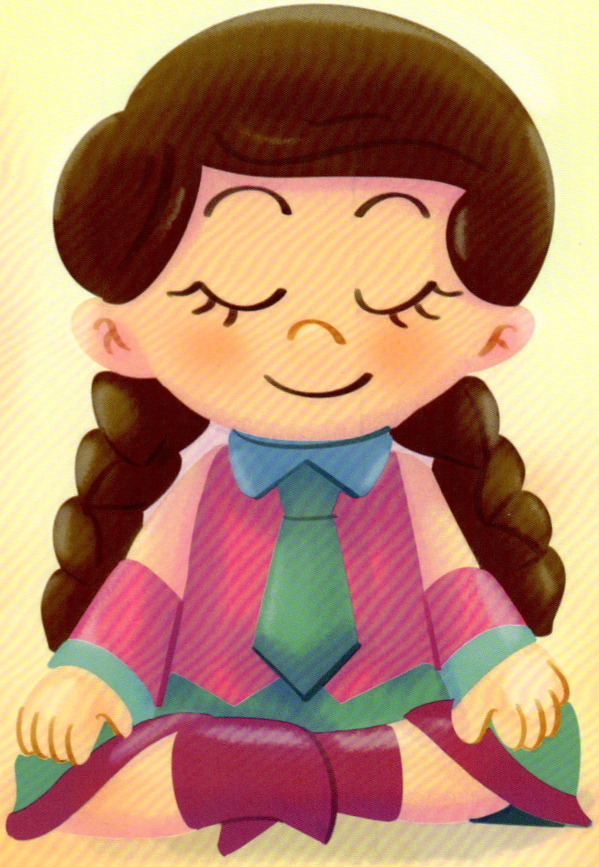

Ela conseguia fazer coisas, que antes eram bem difíceis... Parecia até enxergar com outros olhos! É que ela também entendeu que era preciso aceitar suas dificuldades e cuidar para que estas dificuldades não atrapalhem o que ela sempre quis SER de verdade: simplesmente Ana LUZ!

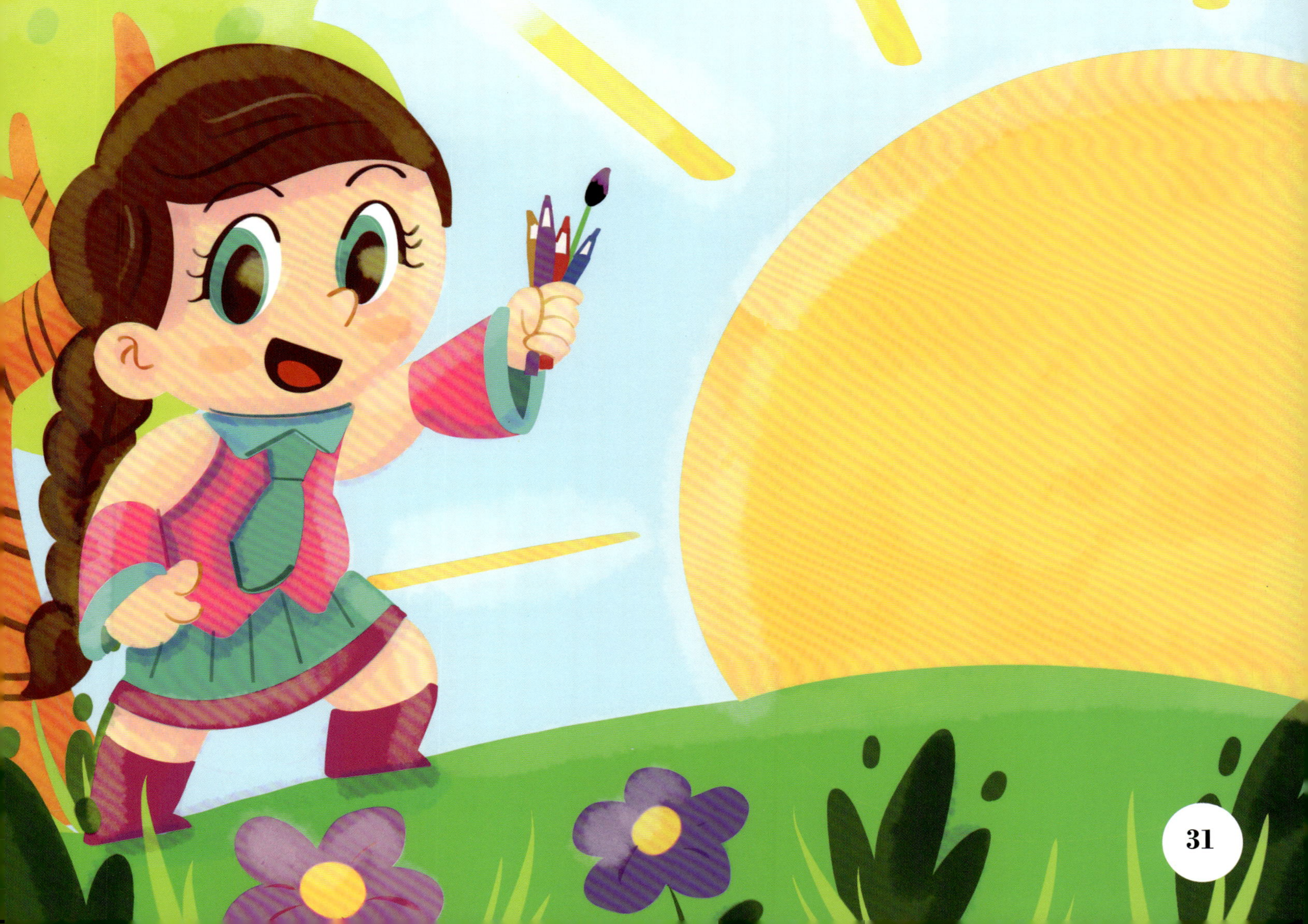

PÓSFÁCIO

Este livro retrata a história de Ana Luz, uma criança desatenta e inquieta que apresenta quadro de TDAH (Transtorno de Déficit de Atenção e Hiperatividade). Mas nem tudo que parece pode ser considerado TDAH. Muitas pessoas podem até se identificar com várias situações da vida de Ana Luz, mas isso não quer dizer que tenham o mesmo diagnóstico. O que gostaríamos de alertar com esta pequena história é a importância de uma boa avaliação, feita por profissionais competentes, antes de se pensar em qualquer possibilidade diagnóstica. TDAH é coisa séria e precisa de tratamento adequado. Mas é mais sério ainda, falar que se tem TDAH apenas pesquisando sobre os sintomas, sem buscar orientações e ajuda profissional.

RENATA MARTINS

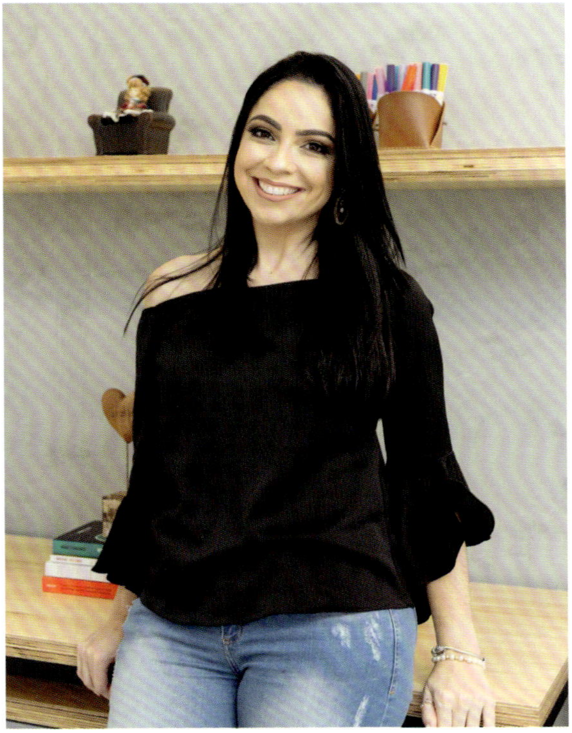

Psicóloga, Pós-graduada em Terapia Cognitivo-Comportamental pelo IWP. Especialista em Saúde Mental da Infância e Adolescência pela Faculdade de Ciências Médicas de Minas Gerais e Terapeuta Certificada pela Federação Brasileira de Terapias Cognitivas (FBTC). Atua como psicoterapeuta infantil e do adolescente, orientação de pais, treinamento e palestras em escolas e como professora convidada em cursos de formação e especialização em Terapia Cognitivo-Comportamental.

Em sua experiência profissional, conciliou psicologia e educação, despertando ainda mais seu interesse pela escrita. Trabalhar com crianças e brincar com as palavras sempre foi uma forma de colocar em prática seu encanto por este público todo especial! Renata Martins também é autora de outros dois livros infantis, pela mesma editora: *A joaninha que perdeu as pintinhas – reflexões sobre a autoestima* e *O segredo da pérola mágica – reflexões sobre autoconfiança*.

Artesã
editora